DE

L'IRIDOTOMIE

PAR

Jean FONTAINE,

Docteur en médecine de la Faculté de Paris,
Ex-chef de clinique ophthalmologique.

AVEC ONZE FIGURES DANS LE TEXTE

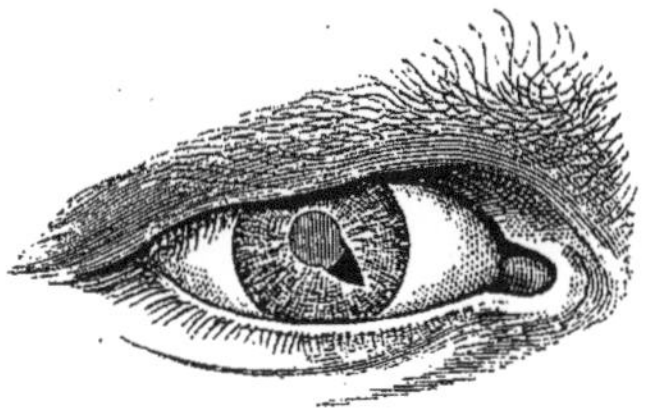

PARIS

LIBRAIRIE J.-B. BAILLIÈRE ET FILS,

19, Rue Hautefeuille, près le boulevard Saint Germain.

1873.

DE

L'IRIDOTOMIE

DE

L'IRIDOTOMIE

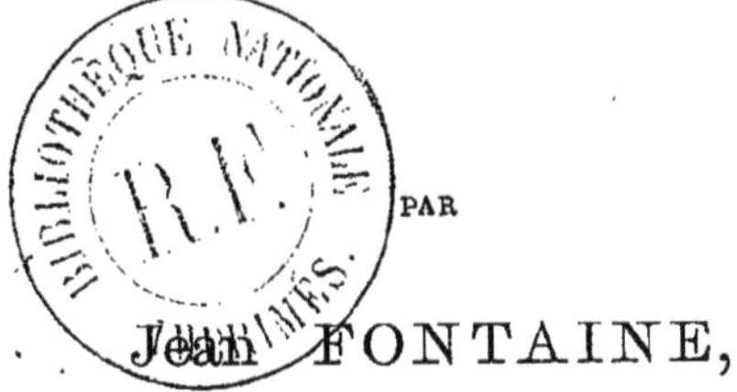

PAR

Jean FONTAINE,

Docteur en médecine de la Faculté de Paris,

Ex-chef de clinique ophthalmologique.

AVEC ONZE FIGURES DANS LE TEXTE.

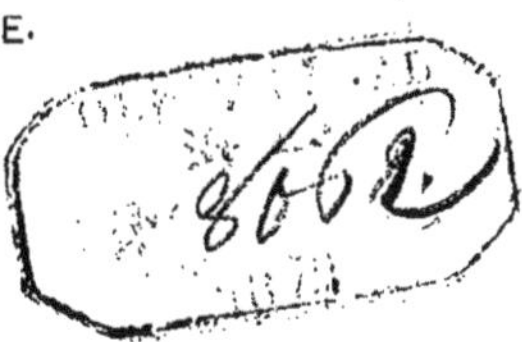

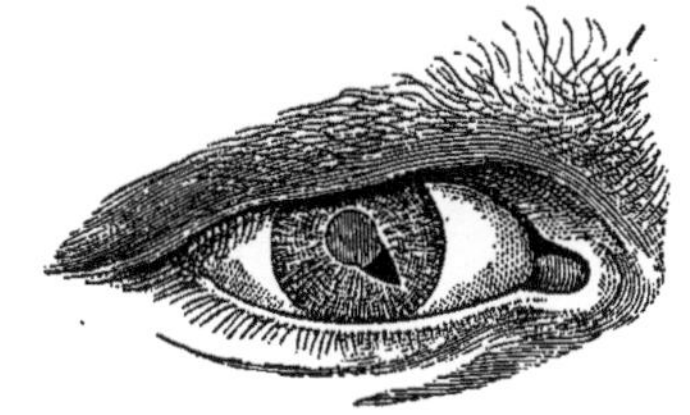

PARIS

LIBRAIRIE J.-B. BAILLIÈRE ET FILS,

19, Rue Hautefeuille, près le boulevard Saint-Germain.

—

1873

DE L'IRIDOTOMIE

Qui stat, retro stat.
(St Augustn).

INTRODUCTION

Dans le cours de nos études en médecine, ayant accordé une faveur toute particulière aux maladies des yeux, nous avons cru devoir puiser dans cette pathologie si intéressante le sujet de notre thèse.

Redoutant d'être confus, et de ne pas arriver à des conclusions précises et rigoureuses en abordant une question où dominent les généralités et les théories, nous avons accepté avec empressement d'écrire l'histoire de l'iridotomie que nous a proposé M. de Wecker. Notre œuvre inaugurale aura ainsi l'avantage d'être bien limitée et d'offrir un intérêt de nouveauté pratique tout spécial.

M. de Wecker voudra bien recevoir ici nos plus sincères remerciements pour avoir facilité notre tâche en nous éclairant de ses savants conseils. Son expérience récente du sujet qui nous occupe, et la vulgarisation des succès relativement nombreux déjà obtenus par lui, feront bientôt, nous l'espérons, reconnaître comme indispensable et nécessaire l'opération de l'iridotomie dans des cas que nous énumérerons et discuterons dans le courant de cet écrit.

L'iridésis et l'iridectomie, qui lui succédèrent, et que l'on considérait comme les perfectionnements ultimes pour la création des pupilles artificielles, devront dès aujourd'hui lui céder, la première, une place définitive comme étant un moyen dangereux, et la seconde lui octroyer une partie de sa vertu antiphlogistique qu'elle croyait posséder exclusivement, tout en lui accordant une supériorité comme moyen optique dans de nombreuses indications.

L'iridotomie doit donc reprendre droit de cité et exister autrement que comme souvenir, ou opération faite incidemment; nous essayerons de le démontrer.

Avant tout nous croyons devoir, dans un premier chapitre, donner un historique très-détaillé de la question et faire ainsi ressortir les causes pour lesquelles l'iridotomie, née en 1728, a si peu vécu. Les insuccès réitérés qu'éprouvèrent les premiers auteurs de l'opération expliquent son abandon précoce comme moyen pratique ; mais, d'un autre côté, l'acharnement et les efforts que firent certains praticiens pour perfectionner la méthode, prouvent que, malgré le peu de garantie de réussite qu'elle offrait on avait confiance dans le principe, et qu'on était persuadé qu'en améliorant l'instrumentation, la forme de l'incision, on arriverait à des résultats meilleurs. Cependant tout n'était pas là ; les fausses connaissances anatomiques de l'œil à l'époque où fut inventée l'iridotomie, sont pour une grande part dans les insuccès. Nous avons cru, en conséquence, devoir débuter, dans ce premier chapitre, par la citation de quelques passages de Haller, Jannin, Maître-Jean, qui représentent les idees admises en anatomie, à l'époque où fut faite cette opération pour la première fois.

Dans un second chapitre nous exposerons la méthode que M. de Wecker préconise, son manuel opératoire et le genre d'instrument qu'il a fait construire pour arriver à son but.

Dans une troisième partie, nous spécifierons les différents cas qui réclament l'iridotomie, et, comme sanction de ce que nous avançons, nous ferons suivre ce chapitre de plusieurs observations recueillies à la clinique du Dr de Wecker. M. le Dr Masselon, chef de clinique, nous permettra de lui donner ici un hommage public de notre reconnaissance pour la bienveillance avec laquelle il s'est toujours mis à notre disposition; c'est à lui que nous devons le dessin des trois gravures qui terminent notre thèse.

M. Abadie a bien voulu nous communiquer une observation qui n'est certes pas la moins intéressante. Je le remercie de l'empressement avec lequel il me l'a offerte, content qu'il a été de venir augmenter le nombre des succès obtenus par cette opération dont il est partisan, surtout lorsqu'elle est combinée avec la trépanation dans le traitement kératocone.

Nous avons tâché dans ce travail d'être aussi complet que possible; si cependant, malgré tous les soins que nous y avons mis, il présente quelques lacunes et quelques faits insuffisamment développés, nous prions nos juges de nous pardonner et de nous accorder toute leur indulgence.

CHAPITRE I.

HISTORIQUE.

Malgré les recherches minutieuses auxquelles nous nous sommes livré dans le but de déterminer au juste l'époque de la naissance de l'iridotomie, nous n'avons pas eu l'occasion de la voir citée dans un ouvrage antérieur à 1728. Quelques années auparavant, on dit bien que Thomas Woolhouse, célèbre oculiste de Jacques II, roi d'Angleterre, avait proposé d'inciser l'iris dans le but de faire une pupille artificielle; mais on n'a aucun renseignement sur l'idée que Woolhouse se faisait d'une pareille tentative, c'était là une simple vue de son esprit ingénieux. Il fallait le talent et la hardiesse de Cheselden pour se hasarder à faire l'incision d'une membrane dont la tolérance au traumatisme n'a vraiment été démontrée que depuis que Desmarres a proposé son proprocédé d'iridorhexis et que de Graefe érigea en méthode l'iridectomie comme moyen antiphlogistique.

L'opération de l'iridotomie est donc de date assez ancienne, mais pas à ce point cependant que nous ne puissions donner des détails certains sur les circonstances qui lui ont donné naissance.

Comme nous l'avons fait pressentir dans notre introduction, nous croyons que l'exposition des connaissances anatomiques des chambres antérieures et postérieures de l'œil et de la structure de l'iris du temps de Cheselden, trouveront utilement leur place ici et feront mieux comprendre pourquoi les diverses méthodes opératoires anciennes étaient toujours suivies d'insuccès.

Voici en substance la traduction d'un passage qui nous intéresse et qui est tiré des thèses de chirurgie de Haller (1759) : « L'iris est cette membrane agréablement colorée des couleurs les plus variables, qui se trouve derrière la cornée et qui est percée à son centre d'une ouverture arrondie. Sa face postérieure est recouverte d'un vernis noir que l'on appelle l'uvée, et sa périphérie est en connexion avec la sclérotique et la cornée par un ligament très-court. Elle est constituée par des fibres qui vont de sa plus grande circonférence à la pupille. A la partie postérieure, et partant des procès ciliaires, sont de petites languettes qui s'amincissent d'autant plus que le cristallin est plus convexe. Elles suffisent cependant pour tenir la lentille cristallinienne assez éloignée de l'iris et pour empêcher ainsi son frottement contre l'uvée qui se desquamerait infailliblement sans cette disposition. »

Ces fausses conceptions anatomiques occupèrent encore longtemps après Haller l'esprit des savants. Dans les mémoires et observations anatomiques, physiologiques et physiques de l'œil, de Jean Janin (1772), on trouve aussi décrite la chambre postérieure; nous citons le passage : « Au-delà de la cornée, on voit une tunique diversement colorée qui a le nom d'iris; entre ces deux membranes est un espace connu sous le nom de chambre antérieure. Du centre de la cornée au trou de l'iris, il y a un intervalle de 1 ligne 1/4 à 1 ligne 1/5. Cette chambre est remplie d'un fluide diaphane appelé humeur aqueuse, ce fluide est une sécrétion du corps vitré et du cristallin. A mesure que l'humeur aqueuse se renouvelle, l'excédant passe par les conduits excréteurs de la cornée pour lubrifier la partie externe du globe de l'œil. Entre la partie postérieure de l'iris et la cristalloïde se trouve un espace connu sous le nom de chambre postérieure; elle est occupée par l'humeur aqueuse, l'excédant de ce fluide passe par la prunelle pour renouveler celui de la chambre antérieure. La chambre postérieure est très-petite en comparaison de l'antérieure. Ce sont des réservoirs destinés aux produits des larmes. »

Ce passage est curieux à plus d'un titre : d'un côté, on voit les idées très-approximatives de la vérité que l'on se faisait de l'anatomie et de la physiologie de l'œil à l'époque de Janin, et de l'autre, il nous montre que, parmi les erreurs régnantes, était celle d'admettre une chambre postérieure réelle.

Cette chambre postérieure existe en effet, mais virtuellement, et nos hommes les plus compétents l'admettent ainsi. M. Sappey, entre autres, regrette beaucoup de la voir nier systématiquement par quelques auteurs; elle existe, dit-il, mais à l'état virtuel, comme la cavité des séreuses des synoviales qui n'a jamais été mise en doute.

M. le professeur Richet l'admet ainsi par le fait même qu'il lui accorde un espace de 2/3 de millimètre.

Ces deux grands anatomistes sont donc dans le vrai et ils ont eu raison de lutter contre l'exagération extrême de la réaction qui s'était produite à l'égard des idées de Haller et de Janin, opposition qui consistait dans la négation absolue de la chambre postérieure.

La stucture et la texture de l'iris n'étaient guère mieux connues que ses rapports avec le cristallin et la cornée. En 1759, Haller n'admettait qu'un seul genre de fibre allant de la plus grande circonférence de l'iris à la pupille, et cependant Maître Jean, dans son Traité des maladies de l'œil (Troyes, 1707, p. 25-28), en décrit parfaitement deux espèces. Dans un passage il s'exprime ainsi : « Si ces fibres (celles du dilatateur) sont capables de dilater la pupille, il faut nécessairement qu'il y en ait d'autres qui la resserrent, puisque ces mouvements suivent notre volonté, quoique nous n'y fassions pas attention. » Janin, en 1772, revient à la manière de voir de Maitre Jean, et admet des fibres radiées et des fibres circulaires; nous verrons même qu'il trouva dans cette juste notion anatomique la raison d'un progrès à apporter au manuel opératoire de Cheselden.

C'est assez insister sur cette partie de notre historique, nous en savons maintenant suffisamment pour nous rendre compte des insuccès de Cheselden, Heuermann, Guérin, Janin. Car en somme l'instrumentation des praticiens actuels, quoique jouant un rôle dans les succès qu'ils obtiennent, n'est qu'un perfectionnement des mêmes instruments dont se servaient Cheselden et Janin. Ils auraient été placés dans leurs mains que les résultats n'en n'auraient pas été plus brillants, le terrain sur lequel ils opéraient étant alors mal connu anatomiquement et physiologiquement.

Quoi qu'il en soit, c'est à Cheselden que revient l'honneur d'avoir fait le premier l'iridotomie. Si on consulte les ouvrages du temps (de Voltaire, Haller, Bibliothèque britannique), on y voit rapporté qu'en 1728 il rendit la vue à un aveugle-né. Morand, dans son éloge de Cheselden en 1728, donne des détails à ce sujet. C'était, dit-il, un jeune homme de 13 à 14 ans venu au monde avec une occlusion exacte de l'iris sans aucune ouverture à la prunelle pour le passage de la lumière, et cela dans les deux yeux également.

Cette circonstance ne pouvait être relatée que par Morand, qui seul était au courant de la nouvelle opération qui allait illustrer son auteur. Le chirurgien anglais, en effet, soit par négligence, soit dans l'intention de tenir caché un résultat mauvais, ne transmit pas par écrit cette création chirurgicale. Les écrits qu'il nous a laissés font croire qu'il aurait rendu la vue à cette aveugle-né par l'opération de deux cataractes congénitales ; mais Morand fait observer judicieusement, et pour donner à la déposition verbale de Cheselden toute sa valeur, qu'une opération de cataracte aurait pu être faite par toute autre personne que lui, et qu'elle n'aurait pas ainsi rendu célèbre Cheselden. Les cataractes qui ont été opérées étaient donc certainement des cataractes secondaires à l'iridotomie, et c'était là la raison qui lui avait fait tenir son innovation cachée. Grâce à Morand, nous pouvons rendre hommage à ce grand chirurgien, dont l'idée féconde a été le point de départ de l'opération que nous allons décrire bientôt. Que pensa Cheselden à la vue de cette occlusion complète et congénitale des deux pupilles de son malade?

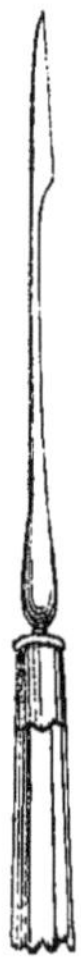

Ce cas exerça pendant longtemps sa sagacité, et après avoir jugé impuissants une foule de moyens, il résolut, pour rendre la vue à son client, de lui faire une incision dans son iris et de lui octroyer ainsi une nouvelle pupille. Il décida un beau jour cette opération délicate et devint par le fait créateur de l'iridotomie.

Fig. 1.

Il fit, suivant qu'il est rapporté dans les Mémoires de chirurgie, t. II, une incision au milieu de l'iris avec une espèce d'aiguille plus large et moins pointue que celle à cataracte et n'ayant le tranchant que d'un côté; il la plongea au travers de la sclérotique, et lui fit traverser presque toute la chambre postérieure de l'humeur aqueuse : arrivé aux deux tiers et à la partie postérieure de l'iris, il tourna la pointe contre cette membrane de façon à la couper en travers, et à en entamer assez, en retirant l'instrument, pour faire une incision horizontale de laquelle il devait résulter une prunelle oblongue, plus ouverte dans le milieu qu'aux deux pointes, à peu près figurée, mais à contre-sens, comme celle des chats.

Il est dit dans les Mémoires de chirurgie que la vue fut rendue à cet enfant; seulement, il n'est pas dit que le résultat fut durable. Il est aujourd'hui certain que non, puisque nous savons que des cataractes secondaires succédèrent à l'opération; mais le cristallin n'aurait pas été lésé que la position de l'incision pouvait seule faire prévoir un résultat fâcheux. Nous verrons en effet, bientôt le résultat d'une incision horizontale; sa forme même, sans parler des chances d'occlusion, n'aurait pas permis à l'opéré une vue bien brillante, vu les nombreux cercles de diffusion qui devaient se produire inévitablement dans cette pupille fusiforme. Du reste, une des preuves que le résultat ne fut pas excellent, malgré la gloire que reçut Cheselden de sa création, c'est l'abandon subit qu'il fit de l'iridotomie.

Celle-ci fut laissée dans l'oubli jusqu'en 1756; à cette époque, un chirurgien d'un grand mérite et observateur obstiné, Heuermann (1) de Copenhague, tenta de la remettre en vogue en lui faisant subir une modification. Il pratiquait l'iridotomie avec un couteau lancéolaire à double tranchant, et au lieu de suivre la voie de Cheselden

(1) Abhanell, von den Vornehmsten chirurgichen operationem. 1 vol. II, cap. 32, p. 493; 1756.

pour le passage de l'instrument, il traversait la cornée et sectionnait le diaphragme irien en restant avec son couteau dans la chambre antérieure. Cette méthode éludait par son procédé certains accidents consécutifs à l'opération de Cheselden, telle que la piqûre de la capsule cristallinienne ; mais elle ne les évitait malheureusement pas tous, et il restait, entre autres dangers et chances d'occlusion, la position et la forme de la pupille, qui étaient les même que dans le procédé de ce chirurgien.

Ce n'est qu'après quelques années de tâtonnements et de recherches que l'on songea à modifier la forme de la pupille artificielle. En 1759, Guérin (1), restant convaincu du vrai progrès que Heuermann apportait à l'opération en passant par la chambre antérieure, refit l'iridotomie en traversant la cornée avec un simple couteau à cataracte. Mais ce n'était là que le premier temps de sa méthode, car il se servait d'un autre instrument pour sectionner l'iris, instrument qu'il avait fait construire dans le but de pratiquer rapidement quatre petites incisions sur la périphérie de la pupille ; il obtenait ainsi une prunelle à peu près ronde.

Janin, dans ses mémoires sur l'imperforation de l'iris (1767), cite plusieurs observations dans lesquelles il décrit les nombreuses tentatives qu'il fit de l'iridotomie. Cet auteur était persuadé des immenses services qu'une pareille opération devait rendre, si elle était suivie de succès : « Les détails, dit-il, de l'opération de Cheselden publiés par Morand avaient fixé mon attention depuis longtemps, je considérai ce moyen comme très-

(1) Traité des malapies des yeux, p. 235.

utile à ceux à qui la pupille se détruit à la suite de l'opération de la cataracte ou de quelque autre accident, et je me proposai de la mettre en pratique sitôt que l'occasion s'en présenterait. »

Le moment étant venu, il fit l'opération de Cheselden dans les mêmes conditions que lui, c'est-à-dire qu'il pénétra dans la chambre postérieure et fit une pupille oblongue horizontale qui se referma comme elle se referma pour Cheselden. Janin ne se rebuta pas, il chercha avec instance le moyen d'éviter l'occlusion consécutive; son imagination n'avait encore rien trouvé, lorsque le hasard vint le servir admirablement en lui montrant un des joints de la question. Il était en train d'achever la section de la cornée avec les ciseaux à la Daviel dans une opération de la cataracte, lorsqu'un mouvement involontaire du patient fit pénétrer les lames de l'instrument dans l'iris; la cataracte sortit avec aisance par la pupille naturelle, mais la pupille nouvelle qu'il venait de faire sans s'en douter ne se referma jamais. Il fit alors beaucoup de suppositions pour expliquer ce fait qui allait amener un progrès à l'opération de Cheselden. Il supposa que les lèvres de la plaie avaient pu être tenues écartées par une portion du corps vitré, résultat des manœuvres derrière l'iris; mais il trouva une explication beaucoup plus rationnelle dans l'action des diverses fibres de l'iris, dont les deux variétés étaient admises à cette époque. Voici son explication : « Les mouvements de l'iris, dit-il, viennent de l'action des fibres musculaires rayonnées et circulaires de cette tunique, et on comprend parfaitement qu'une plaie faite à l'iris en ligne verticale, et en coupant en deux portions un certain nombre de fibres rayonnées de cette tunique, les lèvres d'une telle plaie doivent s'éloigner l'une de l'autre lorsque les fibres circulaires se contractent, et se rapprocher si elles se dilatent. « Dans l'incision transversale, au contraire, on pénêtre seulement, disait-il, entre les interstices des fibres rayonnées, aussi de leur approche mutuelle, résulte leur rénuion. ».

Janin (1) inaugura ainsi un progrès à l'iridotomie en donnant le précepte de se servir de ciseaux pour l'opération. Il décrit son procédé en ces termes : « J'ouvre les deux tiers de la cornée avec le bistouri de M. Wenzel(2),

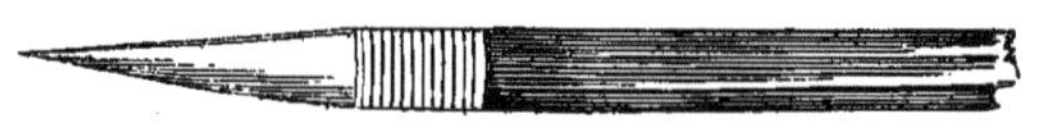

fig. 2.

représenté ici fig. 2, et je relève ensuite la calotte de la cornée avec une curette que je tiens de la main gauche, tandis que la droite est munie de ciseaux courbes dont la branche inférieure est terminée en pointe ; l'ayant plongée dans l'iris environ une ligne environ de son limbe inférieur et un peu du côté du grand angle, je dirige la pointe de cet instrument de bas en haut, et, m'éloignant d'environ une demi-ligne de l'ancienne prunelle, je fais ma section d'un seul coup ; cette plaie forme une pupille en forme de croissant, la partie convexe faisant face au petit angle de l'œil. » Il démontrait par cette pupille qui ne se referma point, tous les avantages que pouvait avoir une incision verticale qui sépare en deux un nombre de fibres rayonnées en les divisant réellement. Mais les accidents plus ou moins tardifs de l'opération firent dire

(1) Mémoites et observations sur l'œil, p. 188 et 190. 1772.

(2) Janin considère cet instrument comme le meilleur pour faire une coupe régulière de la cornée, il joint à cette perfection la promptitude avec laquelle on fait la section de cette tunique,

à Janin qu'on ne devait jamais pratiquer l'iridotomie avec la présence du cristallin. C'était là l'énoncé du principe que de Graefe posa à la fin de sa vie relativement à la pratique de l'iridotomie, dont il sanctionna de son expérience et de son autorité l'utilité pratique.

Les choses en étaient là, et Janin venait de donner par ses préceptes sages un véritable avenir à cette méthode de pupille artificielle, lorsque de nouveaux observateurs découvrirent l'iridectomie. La révolution produite par cette nouvelle opération dont l'innocuité fut bientôt démontrée fit oublier l'iridotomie.

Wenzel, en 1780, fut le premier mis sur la voie de l'iridectomie par l'heureux hasard qui avait déjà amené Janin à faire sa découverte.

Il opérait dans son temps, et avec succès, beaucoup de cataractes, et il lui était arrivé souvent de couper une portion de l'iris qui se trouvait sous son couteau en achevant sa section, sans que cette nouvelle ouverture faite au diaphragme irien se refermât et sans qu'il se produisît de réaction inflammatoire. Il en conclut qu'il y aurait là un très-bon moyen de faire une pupille artificielle. Il inaugura donc un nouveau procédé de corémorphose qu'il décrit tout au long dans son traité de cataractes (1786). La pointe de son kératotome, étant parvenue a 1 1/2 ligne du centre de l'iris oblitéré, il la plonge environ de 1 1/2 ligne dans cette membrane, et par un léger mouvement de la main en arrière, il la fait ressortir environ à 3/4 de ligne de l'endroit dans lequel elle avait pénétré. Alors, dit-il, on termine la section cornéenne, et on introduit dans la plaie des ciseaux très-fins avec lesquels on coupe net le petit lambeau de l'iris produit avant le lambeau de la cornée.

Il ajoute que dans cette circonstance, il est nécessaire de ne point laisser la lentille cristalinienne, de crainte qu'elle ne devienne opaque. Ce n'est qu'en 1796 que Beer a indiqué le procédé d'iridectomie qui est en vigueur aujourd'hui. Il fut modifié en 1840 par Bénédict, qui préconisa l'incision par la sclérotique lorsque l'iris doit être excisé jusqu'à son insertion ciliaire; plus tard, Desmarres et Sichel lui font subir de nouvelles modifications basées sur la variété des indications.

Malgré l'engouement que l'on avait pour la nouvelle opération, qui était inoffensive, ou qui l'était du moins dans la plupart des cas, on ne tarda pas à s'apercevoir qu'elle offrait de graves inconvénients dans certaines complications que de Graefe lui-même indiqua, et pour le traitement desquelles il préfère l'iridotomie.

Voici du reste une note à ce sujet que nous tirons de l'ouvrage de M. Meyer sur les opérations de l'œil, et qui lui fut communiquée par de Graefe lui-même relativement à l'iridectomie :

« Dans les cas d'absence du cristallin par suite de l'opération de la cataracte et d'éxsudation rétro-iridienne très-développée avec désorganisation des tissus de l'iris, aplatissement de la cornée, et les autres conséquences d'une irido-cyclite destructive, j'ai substitué à l'opération de l'iridectomie, que l'on pratique jusqu'à présent ordinairement sans succès, la simple iridotomie. Le procédé consiste à plonger un couteau à double tranchant se rapprochant dans sa forme d'un couteau lancéolaire très-pointu, à travers la cornée et les tissus de nouvelle formation, jusque dans le corps vitré, et de l'en retirer immédiatement en élargissant la brèche faite dans ces membranes plastiques sans agrandir la plaie de la cornée. L'expérience a démontré que ces membranes plastiques réunies à l'iris atrophié et à la capsule du cristallin ont assez de tendance à se rétracter pour laisser écartée dans une certaine dimension l'ouverture qu'on y a faite.

« Si, dans les procédés ordinaires d'iridectomie combinée avec dilacération ou extraction des fausses membranes, la pupille artificielle a coutume de se refermer, il faut attribuer ce fait à la vulnération trop forte qui dispose immédiatement aux proliférations des tissus qu'on a tranchés, et qui sont doués, à la suite de leur structure, d'une irritabilité tout à fait particulière. On sait que même la réduction transitoire de la pression intra-oculaire, qui suit l'évaporation de l'humeur aqueuse, suffit pour provoquer des hémorrhagies dans la chambre antérieure qui s'opposent à une terminaison bien exacte des opérations intentionnées ; mais c'est surtout l'irritation provoquée par l'action des pinces et le tiraillement des parties voisines, que nous devons accuser comme cause d'insuccès dans les procédés ordinaires.

« La simple iridotomie est exempte de ces inconvénients ; elle présente pour ainsi dire un acte sous-cornéen, et jouit de l'avantage de l'opération des plaies sous-cutanées.

« J'ai aussi tenté de réduire la plaie de la cornée à un minimum, en me servant de petits couteaux fusiformes passés à travers les membranes plastiques, pour sectionner ces dernières d'arrière en avant. »

De Graefe, comme on le voit dans son récit, se servait de deux sortes d'instruments dans l'iridotomie et combinait par le fait les méthodes de Cheselden et d'Heuermann. Quoi qu'il en soit, il obtint des succès multipliés dans l'indication qu'il avait déterminée, et ces réussites stimulèrent de nouveau les chirurgiens qui cherchèrent si le cadre des indications de l'iridotomie ne pouvait pas s'étendre utilement.

Bowman, surtout, travailla la question et profita du congrès de Londres qui eut lieu dernièrement pour exposer le résultat de ses observations et de son expérience.

Il proposa, dans les réunions qui se tinrent dans la capitale britannique, de faire l'iridotomie dans les cas de cataracte zonulaire en incisant les fibres circulaires du sphincter de l'iris.

Il préconisa de passer, au moyen d'un couteau lancéolaire, vers le centre de la cornée, et, l'ouverture faite assez grande, d'y passer un petit couteau mousse large de 1 millimètre. D'après ce chirurgien, on atteint le bord pupillaire interne, on va jusqu'à l'insertion de l'iris, et arrivé là, on tourne en avant le tranchant de l'instrument, pour sectionner le diaphragme irien. C'était là une légère modification du procédé de Guérin, il en trouve encore l'utilité dans le cas d'opacité centrale de la cornée, à la suite de la trépanation dans le kératocône.

Malgré des succès, Bowman ne doit pas se dissimuler lui-même le danger qu'a le couteau dans l'opération de l'iridotomie. Notre maître, M. de Wecker, y trouve un grand inconvénient; il affirme qu'il est très-difficile, qu'avec la traction et la pression combinées qu'exerce le couteau, on limite bien l'action à l'iris, et d'après lui on touche toujours et on entame la membrane de Descemet. La cornée dénudée est alors en contact continuel avec l'humeur aqueuse, et la partie qui correspond à la pupille artificielle ne tarde pas à se troubler. Cet accident consécutif mérite d'être pris en considération, et c'est pour remédier à cette lacune et élargir le champ des indications de l'iridotomie que M. de Wecker reprit la question et l'étudia avec soin. Il pesa la valeur de toutes les méthodes opératoires anciennes et modernes, et comme de Graefe et Bowmann avaient essayé en les modifiant, l'un la méthode de Cheselden et de Heuermann, l'autre celle de Guérin, lui se rattacha de préférence à la manière de faire de Janin. Seulement M. de Wecker a profondément amélioré l'instrumentation du chirurgien français, en faisant construire des couteaux et des ciseaux spéciaux pour l'opération de l'iridotomie. En facilitant ainsi l'exécution de cette opération, il lui a donné une valeur nouvelle et a élargi beaucoup le champ de ses indications.

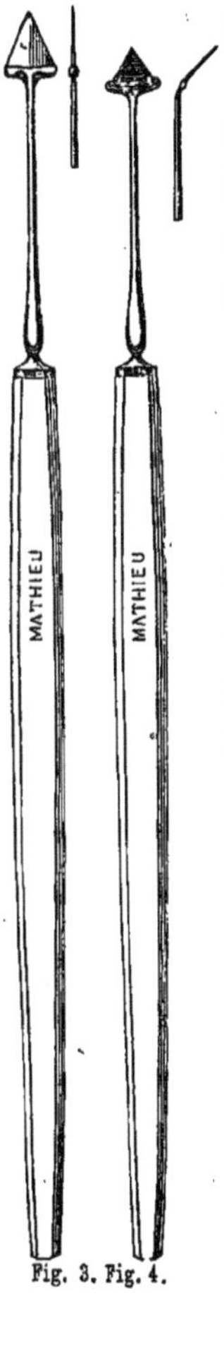

D'après la méthode de l'auteur, on doit avoir pour faire l'iridotomie : 1° des écarteurs ; 2° une pince à fixation ; 3° deux petits couteaux lancéolaires, un droit et un coudé, et des ciseaux.

Les couteaux lancéolaires ne sont certes pas indispensables pour ouvrir dans la cornée la voie que doivent parcourir les ciseaux ; on pourrait à la rigueur faire une ouverture avec le couteau de de Graefe. Mais croyant qu'il est toujours préférable de se servir d'un instrument qui limite mécaniquement et mathématiquement l'action qui doit être produite, nous donnons sans hésiter une grande importance aux couteaux lancéolaires de M. de Wecker représentés dans les fig. 2, 3. Ils sont pourvus chacun d'un arrêt qui permet à l'instrument de ne pénétrer dans la chambre antérieure que d'une quantité suffisante pour produire une plaie de 4 millimètres.

Ce chiffre représente l'étendue de l'ou-

Fig. 3. Fig. 4.

verture justement nécessaire pour le passage des ciseaux; si on mettait en usage pour la produire le couteau de de Graefe, on risquerait fort de ne pas arriver à cette limite exacte qui enlève toute crainte d'une hernie de l'iris et d'une sortie du corps vitré, tout en offrant un passage suffisant aux ciseaux.

Ceux-ci, que nous appellerons désormais pinces-ciseaux, à cause de leur forme et du mécanisme employé pour en faire mouvoir les fauches, sont d'une nécessité indiscutable pour faire l'iridotomie avec la présence du cristallin et avoir le plus de chances possibles d'éviter, soit la contusion de la plaie cornéenne, soit le traumatisme de la capsule, accidents consécutifs à cette opération faite par le couteau ou par des ciseaux dont l'écartement des bras de puissance ne serait pas bien limité et restreint.

Des pinces-ciseaux ont donc été construites par M. Lüer pour que l'on ne perde rien des avantages de la petite incision de la cornée; la disposition des premières qui furent mises en usage est représentée dans les fig. 4 et 5, et l'on peut ainsi facilement se rendre compte et s'expliquer comment, avec cet ingénieux mecanisme, on n'a

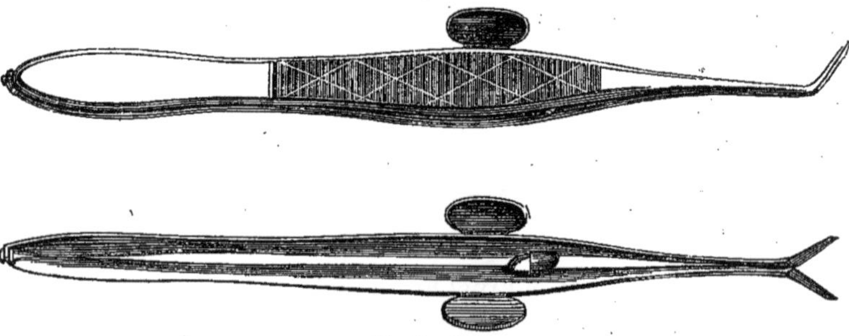

Fig. 5 et 6.

pour ainsi dire pas d'écartement des bras de puissance dans la partie voisine des fauches, partie qui séjourne justement dans la plaie cornéenne.

M. de Wecker, en effet, a eu l'heureuse idée de faire articuler sur leur longueur les deux branches d'une pince ordinaire, terminées à leurs extrémités par deux petites lames coudées à angle obtus, et qui forment les fauches de ces ciseaux. Ces fauches sont mises en mouvement par une demi-rotation qu'on fait subir aux branches de l'instrument pour les fermer, étant maintenues ouvertes par le ressort qui se produit au niveau du coude des lames des ciseaux par la simple pression. Ici donc pas d'écartement en deçà des fauches; mais une simple rotation sur la longueur de l'instrument, qui peut parfaitement se faire sans contusionner les bords de la plaie cornéenne, tout en permettant une excursion des fauches suffisante pour embrasser l'iris.

On est, du reste, favorisé dans ce temps de l'opération par la position que l'instrument occupe toujours relativement à la main. Au lieu d'être comme les ciseaux ordinaires perpendiculaires à celle-ci, les pinces-ciseaux sont dans une position horizontale relativement au pouce et à l'index qui les tiennent, et qui sont ainsi maître de l'inclinaison qu'il sera nécessaire de leur donner pour prendre l'iris sous un angle très-petit et éviter ainsi de léser le cristallin.

Mais ces pinces-ciseaux, tout en étant bien suffisantes pour faire l'iridotomie, offrent cependant plusieurs points défectueux : les fauches n'étaient point assez longues, le mouvement d'inclinaison se faisait difficilement, la rotation des branches sur leurs articulations exigeait une pression oblique, et par cela même enlevait à l'opérateur la sûreté du point d'appui. Il était donc naturel qu'il vînt à l'idée de quelqu'un de rendre cette invention parfaite en faisant disparaître les défauts que nous venons de citer. Faire des fauches plus longues tout en conservant leur étroitesse n'était pas chose difficile, et M. Lüer lui-même n'eut pas de peine à donner à ses pinces ce premier avantage; mais corriger le second inconvénient exigeait une modification complète du principe, et, malgré le caractère d'originalité que donnaient à l'instrument de M. Lüer, les articulations sur la longueur des branches, on dut en construire d'autres pour obtenir une pression directe.

M. Mathieu, construisit avec une grande habileté de nouvelles pinces-ciseaux dont la figure est ci-jointe,

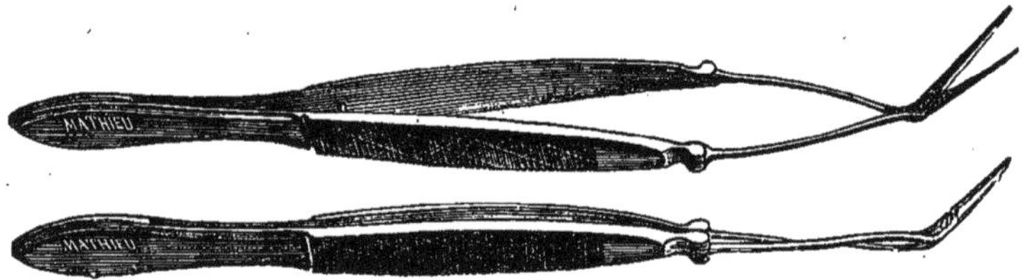

Fig. 6 et 7.

Il prit tout simplement, pour arriver au but désiré, une pince ordinaire terminée par deux éléments d'articulations au lieu d'être terminée par deux mors.

Les extrémités des bras de puissance de petits ciseaux très-fins viennent compléter les deux articulations des pinces, et leur écartement est ainsi suffisamment limité pour que l'on n'ait à craindre aucun traumatisme du côté de la plaie cornéenne, tout en obtenant une divergence suffisante des fauches pour saisir le diaphragme irien sous un angle très-petit et ne pas toucher à la cristalloïde.

Bref, soit l'une, soit l'autre de ces pinces-ciseaux peuvent servir au praticien pour l'opération de l'iridotomie; mais ces dernières sont préférables à notre avis pour les raisons que nous venons de passer en revue, c'est-à-dire pour les facilités plus grandes qu'elles procurent dans l'exécution de l'opération.

M. de Wecker distingue deux méthodes opératoires, suivant que l'iridotomie est simple, c'est-à-dire faite avec la présence du cristallin et dans le seul but de créer une pupille artificielle, et un second cas où, à cette dernière opération, il joint celle de dilacérer des néoplasmes et des produits inflammatoires consécutifs à l'opération de la cataracte.

Dans le premier cas, après avoir écarté les paupières au moyen de l'instrument classique, il empêche l'œil d'exécuter des mouvements, à l'aide d'une pince à fixation que l'on met en place justement au niveau de l'endroit où doit être faite la pupille artificielle.

On prend ensuite le petit couteau lancéolaire droit avec lequel on traverse la cornée par le milieu du rayon opposé à celui où doit se trouver la pupille artificielle, et on le pousse parallèlement à l'iris dans la chambre antérieure jusqu'à l'arrêt. On le retire ensuite avec toutes les précautions que l'on prend d'habitude lorsqu'on fait une iridectomie avec un couteau lancéolaire, c'est-à-dire qu'aussitôt que l'humeur aqueuse s'écoule, on relève la pointe de l'instrument vers la cornée pour ne pas léser le cristallin qui, en ce moment, est projeté en avant.

Dans le deuxième temps, après avoir regardé avec soin s'il n'y a point de prolapsus de l'iris dans la solution de continuité, dans lequel cas il faudrait le réduire immédiatement, on introduit les pinces-ciseaux en les tenant fermées par une légère pression sur les deux branches de la pince. On les dirige jusqu'au bord pupillaire de l'endroit où l'on a l'intention de créer une nouvelle pupille, arrivé là on fait subir aux pinces-ciseaux, qui sont admirables de commodité pour cela, le mouvement d'inclinaison dont nous avons parlé, afin que le plat des fauches soit presque parallèle à l'iris. On diminue alors graduellement la pression exercée jusque-là sur les branches de l'instrument, et les deux fauches des pinces-ciseaux formant un angle suffisamment grand, on les fait pénétrer de champ l'une entre l'iris et la cornée, et l'autre entre la cristalloïde et l'iris jusqu'au corps ciliaire. C'est alors qu'en rapprochant brusquement le pouce et l'index qui tiennent les pinces-ciseaux, on coupe les fibres circulaires et une partie des fibres radiées de l'iris; on retire ensuite l'instrument sans permettre un nouvel écartement des branches. L'opération ainsi terminée, on n'a plus qu'à s'assurer s'il n'y aurait pas à réduire un prolapsus de l'iris dans la plaie cornéenne, que l'on ferait rentrer immédiatement avec un petit stylet. Après cet examen, qui sera fait minutieusement, on enlèvera les pinces à fixation et les écarteurs, et une goutte d'atropine ayant été instillée, on placera immédiatement un bandage légèrement compressif sur l'œil opéré.

Nous croyons devoir faire observer que les lèvres de la section iridienne ne s'écartent pas de suite après la production de la solution de continuité par l'instrument tranchant comme on pourrait le croire. L'écartement des deux lambeaux, en effet, ne pourra s'effectuer que lorsque l'humeur aqueuse se sera reformée et qu'ainsi la pupille pourra se dilater.

Si, au contraire, on est appelé à pratiquer l'opération dans un cas où il y a absence de cristallin, et occlusion de la pupille consécutive à l'iridectomie qu'a exigé l'extraction de celui-ci, l'opération, tout en devenant plus facile, exige une manœuvre un peu différente de la précédente. Ici, en effet, on doit viser à conserver la cornée intacte, à faire une ouverture non-seulement dans la cornée, mais encore dans l'iris close, et cette considération fera que l'on choisira un autre point d'élection que tout à l'heure pour le passage du couteau lancéolaire.

On créera la voie aux pinces-ciseaux dans un endroit plus voisin de la périphérie de la cornée, en ayant soin de choisir la partie où se trouveront les principales adhérences. Le couteau lancéolaire coudé trouvera ici toute son utilité, faisant disparaître pour l'opérateur les inconvénients des saillies de l'orbite qui sont inévitables dans le cas présent. Le premier temps consiste donc à pénétrer avec le couteau lancéolaire coudé à arrêt dans le corps vitré, manœuvre qui n'a ici aucun danger, vu la faible quantité de cette humeur qui s'échappe par une section de si petite dimension.

Dans le deuxième temps, on introduit les pinces-ciseaux fermées, comme dans l'iridotomie simple ; seulement il est ici du devoir du chirurgien de faire une double section toutes les fois qu'il n'a pas une certitude absolue de la tension suffisante du diaphragme irien. Dans le cas contraire, c'est-à-dire s'il s'aperçoit que l'iris est tendue, et il aura grande chance qu'elle le soit si l'ancienne pupille oblitérée est déplacée vers la périphérie de la cornée, il sera avantageux au point de vue optique qu'il fasse une simple incision. La double section donne à la pupille artificielle la forme d'un Λ renversé dont les branches se réunissent du côté du corps ciliaire. Cette manœuvre toute conditionnelle n'est pas la cause pour laquelle on a nommé l'iridotomie, dans le cas d'absence du cristallin, *iridotomie double ;* elle porte ce nom en considération de la double action produite par le couteau lancéolaire.

Nous avons cru insister sur tous ces détails du manuel opératoire, leur exacte pratique, en effet, répondra du succès de l'opération qui, en vérité, ne peut être rangée, pour ce qui regarde l'iridotomie simple, parmi les opérations faciles. Examinons maintenant quels sont les cas où on doit exécuter une iridotomie avec fruit et utilité pour le malade.

INDICATIONS ET CONTRE-INDICATIONS DE L'OPÉRATION.

Nous venons d'énoncer d'une façon générale les deux classes de circonstances qui réclament l'iridotomie, accordons-leur maintenant un examen critique plus détaillé, il en ressortira, pour l'opération dont nous plaidons ici la cause, une valeur justifiée et irrévocable.

Examinons d'abord le cas où le cristallin fait encore partie du système dioptrique de l'œil, circonstance qui rend l'iridotomie plus délicate pour le chirurgien. Celui-ci, familiarisé déjà avec bien d'autres difficultés, n'hésitera pas à se servir des pinces-ciseaux dans la cataracte zonulaire. Il n'a en effet qu'à considérer tous les procédés qui ont été mis en usage jusqu'à ce jour pour remédier à cette opacité centrale et congénitale du cristallin, et leurs nombreux désavantages lui feront préférer l'iridotomie.

A commencer par la discision que Richter, le premier, conseilla dans la cataracte laiteuse (1773), que Beer a le premier pratiquée (1757), et que Langenbeck et de Graefe perfectionnèrent et vulgarisèrent, nous dirons que ce n'est pas sans danger qu'on y a recours ; à quoi bon, en effet, se décider à rompre l'enveloppe d'un cristallin opaque, à dilacérer sa substance corticale lorsqu'on risque de voir se luxer le noyau, de voir se produire, par suite du gonflement des parties que l'on présume se résorber rapidement et qui mettent souvent fort longtemps à subir cette régression moléculaire, une iritis, une irido-choroïdite traumatique, à quoi bon amener ainsi sûrement la perte du pouvoir accommodatif, et l'obligation pour l'enfant de porter constamment de forts verres convexes, tout en n'ayant aucune chance d'améliorer l'acuité visuelle. Celle-ci au contraire est augmentée par l'iridotomie qui a d'autant plus sa raison d'être dans le cas présent qu'elle offre les garanties d'un meilleur résultat, tout en laissant à l'opérateur, dans l'éventualité d'un insuccès, le loisir de faire la discision.

Tous ces phénomènes inflammatoires qui peuvent résulter de la discision feront également le procès de l'iridésis. Nous condamnons cependant celle-ci à regret, vu qu'elle réalise vraiment aussi bien que l'iridotomie les avantages d'une pupille artificielle étroite, et que de plus, en étendant une partie du diaphragme irien sur la portion opaque du cristallin, en conservant les fibres circulaires de l'iris intactes qui maintiennent à celle-ci la faculté de se contracter, elle prévient les éblouissements et ne neutralise pas le pouvoir accomodatif.

Mais rappelons-nous qu'un œil sur lequel il y a des synéchies antérieures est un œil qui est sous la menace d'un état glaucomateux. Ajoutons que l'irido-choroïdite séreuse sera d'autant plus à craindre qu'elle affectera l'œil d'un homme âgé, chez lequel la sclérotique épaissie ne permet plus de transpiration. D'après ce principe, il ne faudra faire sur un œil aucune opération qui amènerait des synéchies, et c'est assez dire par là que l'iridésis doit être abandonnée, surtout si elle est faite au moyen du procédé de Crichett.

Un leucôme adhérent est inséparable d'une pareille opération, et l'iris, à chaque contraction, exerce infailliblement une certaine force à la périphérie de la cornée, qui finit par produire de l'astigmatisme irrégulier, justement à l'endroit où l'on avait créé la pupille artificielle. Il en résulte une diminution notable de l'acuité visuelle, conséquence qui, disons-le en passant, doit faire également rejeter l'opération de la cataracte par la méthode à lambeau sans iridectomie.

Du reste, l'iridésis a été appréciée à sa juste valeur en Allemagne, en Espagne et en France, où elle ne se pratique plus du tout, et si on la continue en Angleterre, il faut en laisser aux praticiens d'outre-Manche l'entière responsabilité.

Quant à l'iridectomie, elle a d'abord un des mêmes inconvénients que l'iridésis, elle produit une cicatrice justement à l'endroit où l'on va créer la pupille artificielle.

De plus, l'excision d'un lambeau de l'iris donne une ouverture trop large, qui procure inévitablement des éblouissements aux malades. Il est donc utile, selon nous, de restreindre le rôle de l'iridectomie et de ne la conserver que comme moyen antiphlogistique.

C'est l'iridotomie qu'on devra seule employer aujourd'hui dans les cas de cataracte zonulaire, elle procure une pupille sténopéique comme l'iridésis, sans avoir comme cette dernière de réaction inflammatoire, et laisse intacte la portion de la cornée où correspondra la nouvelle ouverture optique.

Le chiffre de l'acuité visuelle obtenu est préférable également à celui donné par l'iridésis et l'iridectomie, fait qui ressortira de la lecture des observations qui sont à la fin de notre thèse.

La seconde application de l'iridotomie avec la présence du cristallin doit être faite dans les cas de taches centrales de la cornée sans adhérences avec l'iris. Les avantages de cette opération sur l'iridésis et l'iridectomie sont ici les mêmes que dans les cas précédents, et ce serait s'exposer à des redites fâcheuses que d'y revenir. Ils reposent d'une part sur le résultat d'une meilleure acuité visuelle, vu l'absence de production d'astigmatisme, la conservation de la transparence de la cornée a l'endroit de la nouvelle pupille; d'autre part sur la forme de cette dernière qui est une véritable fente sténopéique, et qui lutte ainsi contre la diffusion des rayons lumineux passant à travers l'opalescence qui entoure toujours le leucôme central.

On pourra même augmenter cette acuité visuelle en tatouant l'opacité et en ne prolongeant pas la section du diaphragme irien jusqu'à la périphérie, résultat impossible à obtenir au moyen de l'iridectomie.

Quand le leucôme est adhérent, l'indication n'est pas absolue, et on ne devra faire l'iridotomie que lorsqu'une partie du bord pupillaire sera libre. Dans cette circonstance alors, on en retire les meilleurs effets; la pupille sera même plus étroite que dans les cas précédents, eu égard aux adhérences du reste du sphincter iridien avec la cornée qui empêchent toute rétraction, et par conséquent nous lutterons beaucoup plus efficacement contre l'astigmatisme qui est le privilége constant de pareils yeux.

De plus, cette partie libre qui était encore susceptible d'être tiraillée ne donnera plus prise, après sa section, à quelque traction que ce soit; on aura ainsi fait servir l'iridotomie à combattre une cause manifeste d'inflammation et d'irritation, l'opération aura eu ici, en un mot, un effet antiphlogistique.

Elle devra cependant céder le pas à l'iridectomie lorsqu'il y aura une augmentation considérable de la courbure de la cornée et que l'on craindra un staphylôme partiel. Ici en effet, ce que l'on cherche, c'est la diminution de la pression intra-oculaire, agent de cette projection de la cornée en avant, et on ne peut mieux l'obtenir que par l'établissement d'une large pupille périphérique. En agissant ainsi, en effet, on a une plaie scléroticale dont la cicatrice permet une filtration continuelle de l'humérus aqueuse, et cet avantage, qui aura toute son importance dans le glaucôme, ne pourra être obtenu par l'iridotomie qui produit une plaie tout à fait cornéenne. Nous persistons donc à dire, malgré l'observation toute bienveillante que nous en à faite M. Lannelongue, qui se base sur le peu de rection inflammatoire consécutive à l'opération, que c'est trop se hasarder de vouloir attribuer à l'iridotomie une action antiphlogistique remplaçant complètement celle de l'iridectomie.

On renoncera également à l'iridotomie, si la partie libre en dehors du leucôme est trop peu considérable, condition qui rendrait difficile l'introduction des pinces-ciseaux et faciliterait une lésion de la cristalloïde.

Il en sera de même si la portion libre, quoique notable, est cachée sous le leucôme; ici, en effet, l'opérateur manœuvrera dans l'incertitude, la direction de son instrument lui étant cachée par l'opacité de la cornée.

Dans ces deux cas, nous aurons une raison suffisante pour abandonner tout idéal d'opération et se contenter de faire une iridectomie qui laisse, il est vrai, des desiderata au point de vue optique, mais qui n'offre pas le danger d'amener des lésions traumatiques de l'organe dont l'entière transparence est indispensable à la vue.

Je ne veux pas oublier un quatrième cas où l'opération de l'iridotomie nous paraît parfaitement indiquée, c'est dans la nouvelle opération du kératocône par la trépanation. M. Abadie, le premier en France, a usé de ce moyen dans le but de traiter l'ectasie de la cornée; il ne l'a essayé qu'une fois, mais il se promet bien d'y avoir recours à la première occasion, l'iridotomie lui ayant donné dans ce cas les meilleurs résultats. L'utilité de la trépanation et sa supériorité sur le procédé de de Graefe et sur tous les autres procédés pour amener une cicatrice considérable et rapide sur la cornée, découle de la lecture de la thèse de notre collègue et ami le Dr Rativeau, thèse qu'il a présentée dernièrement à la Faculté de Paris sur la cornée conique.

L'excellence de la trépanation étant admise dans ce cas, on comprend que M. Abadie ait eu l'idée de profiter de la large ouverture qui lui était offerte pour introduire immédiatement dans la plaie les pinces-ciseaux et faire une iridotomie. C'était ainsi sagement prévenir les inconvénients de l'opacité centrale qui allait résulter de la trépanation et éviter les désavantages d'une iridectomie, c'est-à-dire une pupille moins centrale et moins fusiforme. Sa tentative fut couronnée de succès, aussi sommes-nous heureux de donner à la fin de notre thèse l'observation de M. Abadie, qui vient s'ajouter à l'actif de l'iridotomie.

La section de l'iris est très-difficile dans ce cas, elle est en effet projetée en avant par suite de l'issue de l'humeur aqueuse, et le passage n'est plus seulement difficile entre l'iris et le cristallin, comme dans les cas précédents, mais encore entre la cornée et l'iris. Voici, d'après mon ami, le Dr Rativeau (1), comment M. Abadie s'y prend dans le cas actuel :

Les ciseaux de M. de Wecker étant introduits fermés dans la chambre antérieure, il laisse bientôt entrouvrir les deux branches et essaye de saisir le diaphragme irien. Le passage d'une des fauches entre le cristallin et l'iris se fait assez facilement, mais la difficulté se retrouve bien plus grande lorsqu'il s'agit de pénétrer avec l'autre fauche entre la cornée et l'iris. Dans ce cas, M. Abadie appuie le plus possible son instrument sur la face postérieure de la cornée, en tâchant de contusionner le moins possible l'iris qui se laisse refouler, et la sectionne alors dans toute sa largeur. Le résultat de cette opération, comme nous l'avons déjà dit plus haut, n'est manifeste que lorsque la chambre antérieure est reformée; car pendant que l'ouverture persiste sur la cornée et que l'humeur aqueuse s'écoule au dehors, la contraction de l'iris reste permanente.

Voilà les principales circonstances où il est du devoir de l'oculiste de faire l'iridotomie en dépit de la présence du cristallin. Mais, après l'opération de la cataracte, il arrive souvent que la pupille faite au moyen de l'iridectomie, pour favoriser l'issue de la lentille cristallinienne

(1) Rativeau. Thèse de doctorat, Paris' 1873.

et éviter toute réaction inflammatoire, se referme; dans ce cas, nous croyons que le chirurgien doit encore pratiquer l'iridotomie.

Ici, en effet, les deux lambeaux de l'iris, pour se rejoindre, ont fait subir des tiraillements énormes au reste du diaphragme irien; la tension qui en est la conséquence est augmentée de la pression qu'exercent sur lui les produits inflammatoires qui existent toujours dans ce cas derrière l'iris, et il serait de la dernière imprudence d'aller, par une iridectomie, faire subir un surcroît de tiraillements au corps ciliaire. Du reste, nous avons vu au commencement de notre thèse que cette manière d'agir avait été reconnue mauvaise par de Graefe, qui y avait vu une cause de vulnération trop forte, disposant immédiatement aux proliférations des tissus qu'on a touchés, et lesquels sont, à la suite de leur structure, d'une irritabilité tout à fait particulière. De plus, en enlevant un nouveau lambeau, on dépasserait le but nécessaire, l'iris, séparé en subissant une nouvelle perte de substance, produirait, par une rétraction inévitable et qui serait suffisante pour créer une pupille artificielle après simple incision, une ouverture dont la dimension serait gênante pour le malade. A cet inconvénient se joindra le danger de voir se déclarer une hémorrhagie ou tout au moins une inflammation consécutive à ces tractions.

L'iridotomie, au contraire, est ici un moyen antiphlogistique de la première importance; elle fait disparaître la tension énorme qui agit sur l'iris sans que cette membrane soit tiraillée, elle se fie sur la tendance de l'iris à se rétracter, et qui produira d'elle-même une pupille artificielle qui ne dépassera pas les limites raisonnables et indispensables à la netteté de la vision, elle évite une des complications que nous venons de signaler en la faisant craindre, l'hémorrhagie. Comment, en effet, l'hémorrhagie pourra-t-elle se produire, les éléments de l'iris qui avaient été distendus, se resserrant et comprimant ainsi les vaisseaux qui la sillonnent?

Depuis que nous suivons la clinique de M. de Wecker nous avons observé plusieurs cas qui viennent confirmer ce que nous avançons, et entre autres celui d'une femme dont nous allons écrire l'observation.

Observation I.

Mme Guillaume, ouvrière, âgée de 68 ans, sentait sa vue baisser depuis longtemps en raison de deux cataractes qui l'affectaient, et qui suivaient leur marche lente, mais continue. Elle prit la résolution, il y a douze mois, d'aller se faire opérer à Saint-Louis; l'opération fut décidée et faite par le procédé de de Graefe avec iridectomie supérieure. Mais une vive réaction inflammatoire s'ensuivit qui amena une occlusion de la pupille; la malade séjourna encore deux mois à l'hôpital, au bout desquels on résolut de lui refaire une nouvelle pupille en bas. Malheureusement, l'insuccès fut le prix de cette nouvelle tentative, la pupille se referma de nouveau, et la malade, après être retournée chez elle, où elle séjourna dix-huit mois sans avoir retiré aucun bénéfice des deux opérations précédentes, vint à la clinique de M. de Wecker à la fin d'avril de cette année. Nous l'avons examinée nous-même, et avons aperçu très-bien comme une ligne blanchâtre qui partageait l'iris en deux parties égales, le résultat de la cicatrisation des deux pupilles faites à Saint-Louis l'une au-dessous de l'autre. M. de Wecker, après avoir observé que l'iris avait bon aspect, que la perception lumineuse était satisfaisante et le champ visuel intact, se décida à lui faire une iridotomie. Cette opération rendit à la malade une acuité visuelle 2/3, résultat d'autant plus surprenant que les deux opérations précédentes avaient échoué.

Elle arrive à la clinique avec un œil gauche qui compte les doigts à un pied.

La section de l'iris à l'aide des pinces-ciseaux, qui fut faite le 8 mai 1873, donne le 25 juillet S = 2/3. La figure ci-jointe représente la forme de la pupille obtenue, et qui est aussi large que si on avait pratiqué une excision d'une partie de cette membrane.

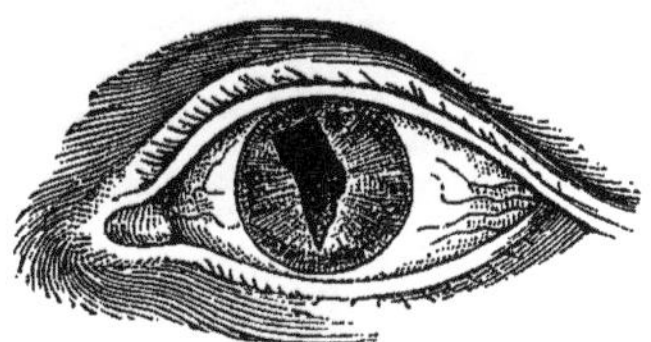

Fig. 9.

M. de Wecker, en effet, fit ici, dans l'intention d'avoir une large pupille qui ne se refermerait plus, l'incision double en forme de Λ renversé, que nous avons indiquée en décrivant le manuel opératoire de cet auteur. Mais ici, ce double traumatisme qu'avait déjà subi l'iris et qui faisait supposer un ramollissement atrophique de cette membrane créait une condition des plus avantageuses pour la double incision. Quand cette circonstance ne pourra plus être supposée, nous devrons toujours donner la préférence à la simple incision, qui réalisera ainsi des conditions d'optique bien meilleures.

Tout ce que l'on peut dire, c'est qu'ici il n'y eut pas la moindre réaction inflammatoire, comme dans les cas qui feront les sujets des observations suivantes.

Observation II.

Mme Gin, âgée de 68 ans, opérée dans son pays de cataracte sur l'œil gauche, vient à la Clinique avec une adhérence consécutive des bords de la nouvelle pupille, qui avait été faite pour faciliter la sortie du cristallin.

On l'opère d'iridotomie, le 21 juillet 1873, sur cet œil qui n'a qu'une perception lumineuse à 20 pieds, et, le 1er août 1873 :

$$\text{O G avec } + 3\ 1/2 = \frac{2}{7}$$

La forme de l'ouverture qui a été faite avec les pinces-ciseaux est représentée dans la figure ci-jointe; elle s'est produite par simple rétraction du tissu irien après la section. Comme on le voit, cette pupille est une véritable fente sténopéique, et elle aura d'au-

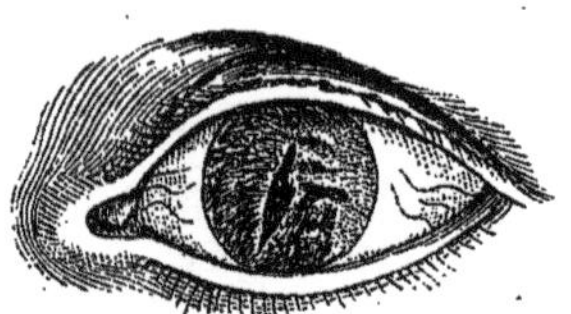

Fig. 10.

tant moins de chance de se refermer que sa création n'a exigé aucun tiraillement sur le corps ciliaire et sur des néoplasmes d'une susceptibilité inflammatoire reconnue.

Observation III.

Mme Chauvet-Joubert arrive à la Clinique du Dr de Wecker vers la fin d'août pour se faire opérer de cataracte sur l'œil gauche, la vue de l'œil droit ayant été perdue quelque temps après une extraction d'un cristallin opaque, qui lui fut faite il y a six mois dans une ville du Midi où elle habite.

La perception lumineuse ayant été prise, il fut décidé qu'elle serait opérée, et qu'une fois la vue rendue à gauche, on essaierait de créer un nouveau passage aux rayons lumineux dans son œil droit.

Le 9 octobre, le résultat de l'opération de la cataracte ne laissan rien à désirer pour la vision, M. de Wecker lui fait l'iridotomie double à droite. Les nombreux néoplasmes qui obturaient en grande partie la pupille furent enlevés presque en totalité avec des pinces courbes à griffes, après les avoir sectionnés avec les pinces-ciseaux qui furent ici de la plus grande utilité. Nous devons ajouter que nous n'eûmes pas la moindre sortie du corps vitré, comme du reste dans l'observation précédente. Cela, à notre avis, ne doit rien avoir d'étonnant vu la petite dimension de l'ouverture faite à la cornée.

Avant l'opération, Mme Chauvet-Joubert n'a qu'une simple perception lumineuse sur son œil droit.

Après l'opération.

$$S=\frac{2}{7}$$

Voilà les quelques faits que nous avons pu recueillir relativement à l'iridotomie double, les observations qui suivront auront trait à l'iridotomie simple.

Observation IV.

Mlle Élise Huet, âgée de 22 ans, vient à la Clinique vers la fin de juillet 1874; elle présente un leucôme central qui a succédé à une opération pratiquée sur l'œil droit six mois auparavant. La dimension de cette taie était si considérable qu'il ne restait guère plus à la malade qu'une perception lumineuse. Quoique nous ayons relégué ce cas-là parmi ceux où l'iridotomie n'offrait pas de sûreté et par conséquent ne devait pas se faire, M. de Wecker, confiant dans son habileté ordinaire, tenta quand même l'opération le 9 août 1873. Le résultat est le suivant :

O G } EM
O D }

O G $S=1$

O D $S=\frac{2}{5}$

Observation V.

Les premiers jours du mois d'août, Mme Grandin, âgée de 63 ans, vient à la Clinique avec une vue très-mauvaise dans les deux yeux. Elle a souffert, en effet, beaucoup dans sa jeunesse de kératites scrofuleuses qui lui ont laissé sur la cornée gauche un trouble léger, et à droite un véritable leucôme central sans adhérence. C'était là un véritable cas d'iridotomie; seulement, comme les chiffres vont en faire foi, la diminution de son acuité ne tenait pas malheureusement qu'à des taies plus ou moins considérables, mais à une lésion plus profonde.

En effet, avant l'opération :

$$\text{O G} \quad S = \frac{1}{4}$$

$$\text{O D} \quad S = \frac{1}{10}$$

et après l'iridotomie faite sur l'œil droit, au niveau d'une partie transparente :

$$S = \frac{1}{4}$$

Si malgré cette mauvaise acuité nous donnons cette observation, c'est surtout pour la forme de la pupille obtenue. Elle aurait vraiment été de nature, par sa position centrale et sa forme, à donner à l'opérée une bonne vision si la fonction de la membrane sensible de l'œil n'avait été émoussée.

Observation VI.

M. Métraël, ébéniste, âgé de 20 ans, a eu à l'âge de 2 ans une conjonctivite purulente, suivie de perforation de la cornée droite et de leucôme semi-adhérent :

$$\text{O G} \quad \text{Hm} \frac{1}{36} \; S = 1$$

O D compte les doigts à un pied.

Opéré d'iridotomie le 2 juillet 1873, il compte le lendemain de l'opération les doigts à deux pieds, et le 8 juillet à quatre pieds. Il est fort probable que sa vue s'améliorera encore; en tout cas, il n'a éprouvé aucune réaction inflammatoire et a repris bientôt son travail.

OBSERVATION VII.

M. Paul Marc, âgé de 10 ans, est atteint de cataractes zonulaires dans les deux yeux.

$$\text{O G} \quad \text{Ht} = \frac{1}{5} \quad \text{S} = \frac{1}{2}$$

$$\text{O D} \quad \text{Ht} = \frac{1}{6} \quad \text{S} = \frac{1}{5}$$

$$\text{O G} \quad \text{Hm} = \frac{1}{10} \quad \text{S} = \frac{2}{7}$$

$$\text{O D} \quad \text{Hm} = \frac{1}{13} \quad \text{S} = \frac{1}{10}$$

Après l'opération :

$$\text{O G} \quad \text{S} = \frac{2}{3}$$

$$\text{O D} \quad \text{S} = \frac{1}{2}$$

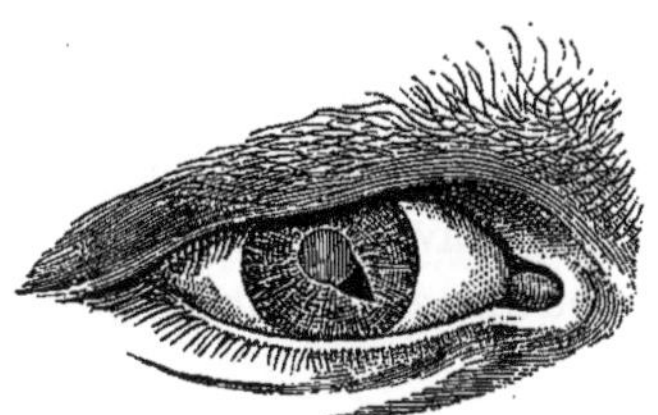

Fig. 11.

L'avantage de l'iridotomie dans les cataractes zonulaires est d'autant plus incontestable que, par hasard, s'il arrivait quelque chose du côté du cristallin pendant l'opération, il resterait toujours la discision comme moyen curatif.

OBSERVATION VIII.

Due à la complaisance du docteur Ch. Abadie, et communiquée à la Société de chirurgie, le 30 juillet 1873.

Le jeune homme dont il s'agit est atteint de kératocône dans les deux yeux avec un léger nuage dans l'épaisseur de la cornée gauche.

La recherche de l'acuité visuelle de ce côté montre qu'elle est inférieure à $\frac{1}{10}$; avec les verres concaves n° 5, qui donnent le maximum de vision, il parvient à déchiffrer le n° 200; le disque sténopéique percé d'un trou très-fin la fait monter à $\frac{1}{7}$. La vision de près est aussi très-mauvaise, et ce n'est qu'en plaçant littéralement le nez sur son livre que le malade parvient à lire les caractères de grandeur ordinaire, n° 3 1/2.

Nous avons déjà vu au commencement de notre thèse, en parlant des indications, comment s'y était pris le Dr Abadie pour faire ici l'iridotomie, qui offre comme surcroît de difficulté l'accolement de l'iris à la cornée.

Rappelons seulement qu'il profite de l'ouverture produite par la trépanation qu'il vient de faire pour introduire séance tenante les pinces-ciseaux; il diffère en cela de M. Bowman, qui traite aussi le kératocône par la trépanation, mais qui fait l'iridotomie après.

Quoi qu'il en soit, ce ne fut que le troisième jour que la fente pupillaire commença à prendre la forme d'un V dont le sommet correspondait à l'insertion ciliaire. On se rappelle, en effet, que le résultat de la section n'est pas immédiat et que la grandeur de la fente pupillaire est en rapport avec la profondeur de la chambre antérieure, c'est-à-dire avec la reformation de l'humeur aqueuse.

M. Abadie a tatoué la tache centrale produite par la trépanation de la cornée.

Quant à l'amélioration de la vision obtenue, si on doit faire une grande part à l'action du trépan, qui a amené une cicatrice capable de faire reprendre à la cornée une courbure presque naturelle, on devra également être persuadé que la forme sténopéique de la nouvelle pupille n'est pas pour rien dans l'amélioration de la vision, qui a été considérable. Le malade lit aujourd'hui très-couramment les caractères d'imprimerie n° 3 1/2 à la distance de 0,15 centimètres, et $S = \frac{2}{5}$ de loin.

Observation IX.

M. l'abbé Beutz, âgé de 20 ans, vient consulter M. de Wecker dans les premiers jours de juin pour des troubles énormes sur l'œil gauche, qui persistaient depuis un coup violent qu'il reçut à son endroit.

Le tremblottement de l'iris, l'augmentation de profondeur de la chambre antérieure en haut et en dedans, et sa diminution en bas et en dedans, firent porter le diagnostic de luxation du cristallin en haut et en dodans. Celui-ci était trouble dans toute l'étendue de ses masses corticales laxées, il s'agissait donc de lui faire ici une pupille artificielle en dedans et en bas.

L'iridotomie fut faite sur l'œil gauche le 19 juin 1873, mais l'iris sectionné ne s'écarta pas, même après un temps assez long. Cette particularité devant être prise en considération par le chirurgien, c'est ce qui nous a engagé à insérer ici cette observation. Il y avait en effet, dans ce cas, une paralysie de l'iris d'origine traumatique, qui se manifestait par une dilatation considérable de l'ouverture pupillaire, et dont l'importance au point de vue du résultat nous avait échappé.

$$\text{O D} \quad M = \frac{1}{16} \; S = 1$$

$$\text{O G} \quad M = \frac{1}{16} \; S = \frac{1}{80}$$

Dans de pareils cas, il faudra avoir recours à l'iridectomie, comme on la préférera également toutes les fois qu'il y aura occlusion de la pupille, avec incertitude sur l'absence du cristallin.

CONCLUSION.

En résumé, l'innocuité de l'opération, qui n'a jamais exigé un séjour prolongé d'un malade à la clinique, ses propriétés antiphlogistiques jointes à sa valeur optique dans les cas de leucôme semi-adhérent et d'occlusion pupillaire consécutive à l'opération de la cataracte, l'absence ici de sortie du corps vitré expliquée par la petite ouverture faite à la cornée, les formes des nouvelles pupilles qui sont centrales et en fente comme nous pouvons en juger par les gravures que nous avons insérées à la fin de notre thèse, sont tout autant d'avantages qui nous font prendre l'iridotomie en sérieuse considération.

Ce n'est pas à dire cependant que cette opération se vulgarisera auprès des praticiens; elle est en effet très-difficile, et si on en excepte les cas d'occlusion pupillaire consécutive à l'opération de la cataracte où la sortie préalable de la lentille cristallinienne enlève toute crainte au chirurgien, si on en excepte aussi le cas de cataractes zonulaires où l'iridotomie, si elle réussit, augmente vraiment l'acuité visuelle, et si le cristallin ou la capsule sont lésés, on a pour soi la discision; à part ces deux cas, dis-je, l'iridotomie ne deviendra pas pratique.

Qu'on songe, en effet, à l'alternative où se trouve une personne atteinte de leucôme central non adhérent ou semi-adhérent, et à laquelle on a décidé de faire une iridotomie. Si celle-ci réussit, elle aura, grâce à la pupille typique que l'on obtient toujours par simple incision, la meilleure vue qu'elle soit capable de posséder encore et si, soit par maladresse de l'opérateur, ce que nous ne voulons supposer, soit par indocilité du malade, ou par la trop grande étendue du leucôme qui voile le champ de l'opération, on fait éprouver un traumatisme au cristallin ou à sa capsule, l'opéré perdra ainsi le bénéfice du perfectionnement dans la forme de l'ouverture irienne.

Le danger d'une cataracte secondaire dans les cas de leucôme, même peu considérable, nous oblige donc de réserver l'iridotomie dont on s'est servi ici comme moyen optique aux praticiens dont la dextérité et la sûreté de main pour ces questions de fine chirurgie est le résultat de l'étude spéciale qu'ils en font chaque jour.

TABLE DES MATIÈRES

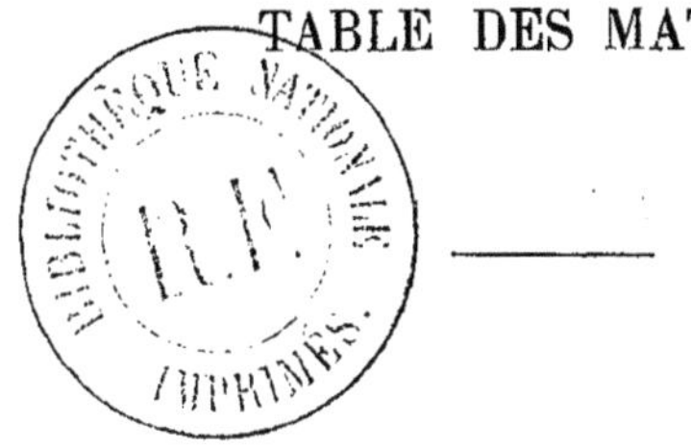

A. Parent, imprimeur de la Faculté de Médecine, rue M^{r}-le-Prince, 31.

www.ingramcontent.com/pod-product-compliance
Ingram Content Group UK Ltd.
Pitfield, Milton Keynes, MK11 3LW, UK
UKHW020956220726
13924UKWH00002B/733